ÉTUDE

SUR

LE SECRET MÉDICAL

PAR

Le Docteur THIERRY

PROFESSEUR DE CLINIQUE D'ACCOUCHEMENT
A L'ÉCOLE DE MÉDECINE DE ROUEN
MÉDECIN EN CHEF DE LA MATERNITÉ

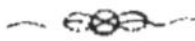

DISCOURS

Prononcé à la rentrée solennelle de l'École préparatoire de Médecine et de Pharmacie, et de l'École préparatoire à l'Enseignement supérieur des Sciences et des Lettres de Rouen

ROUEN
IMPRIMERIE JULIEN LECERF
1889

ÉTUDE

SUR

LE SECRET MÉDICAL

PAR

Le Docteur THIERRY

PROFESSEUR DE CLINIQUE D'ACCOUCHEMENT
À L'ÉCOLE DE MÉDECINE DE ROUEN
MÉDECIN EN CHEF DE LA MATERNITÉ

DISCOURS

Prononcé à la rentrée solennelle de l'Ecole préparatoire de Médecine et de Pharmacie, et de l'Ecole préparatoire à l'Enseignement supérieur des Sciences et des Lettres de Rouen

ROUEN
IMPRIMERIE JULIEN LECERF
1889

ÉTUDE

SUR

LE SECRET MÉDICAL

Par le DOCTEUR THIERRY.

La morale flétrit comme coupable d'une mauvaise action celui qui trahit un secret. « Fuis-le avec soin, dit Horace, c'est un méchant homme. » Toute personne, en effet, qui accepte librement un secret assume par cela même l'obligation de le conserver, et l'homme qui ouvre volontairement son cœur à un ami doit pouvoir compter sur sa discrétion.

A plus forte raison cela est-il vrai des rapports du médecin avec son malade. Le médecin est appelé à pénétrer chaque jour dans l'intérieur des familles, à recevoir et à solliciter les confidences dans un but strictement limité : la guérison ou le soulagement de son malade ; toute confiance en lui est dangereuse si elle n'est entière. L'obligation du silence devient une nécessité impérieuse de sa profession. Aussi, la loi a-t-elle créé pour lui des devoirs exceptionnels, lui reconnaissant par cela même une certaine prééminence dans l'échelle des professions. C'est en effet moins à l'homme lui-même qu'à la profession qu'il exerce, au respect auquel elle lui donne droit, que se confie le malade.

La loi a fait au médecin un devoir du secret professionnel, c'est sous sa protection que le malade s'adresse à lui, il doit se conformer à cette loi. Mais, dans la pratique, des difficultés nombreuses s'élèvent, des circonstances multiples et diverses se contrariant les unes les autres se présentent; on est loin d'être d'accord sur la façon de l'appliquer. C'est de l'examen des difficultés auxquelles donne lieu son interprétation et des moyens d'en sortir avec honneur, que je désire vous entretenir.

Dès l'antiquité la plus reculée, la nécessité du secret médical était admise. Suivant Freind, les premiers médecins ayant été des prêtres ou des religieux, le secret professionnel leur était prescrit en même temps que celui de la religion. Il est aussi naturel de penser que ce besoin de la discrétion s'est imposé de lui-même; l'obligation du silence est, en effet, l'une des conditions essentielles du bien que le médecin est appelé à rendre.

Sucutra dans l'Inde antique, Hippocrate dans la Grèce ancienne, recommandaient au médecin d'être discret. Cette qualité paraît tellement importante à Hippocrate, qu'il y revient en plusieurs fois dans ses ouvrages.

Dans le livre du médecin, qui contient un vrai code de déontologie médicale, il examine les qualités physiques que doit avoir le médecin : bon visage, juste embonpoint, usant de parfums agréables, et ajoute : Le médecin sage doit au moral observer ce qui suit : d'abord savoir se taire. Dans son serment : « Je jure par Apollon, médecin, par Esculape... que, quoi que je voie ou entende dans la société pendant l'exercice, ou même hors de l'exercice de ma profession, je tairai ce qui n'a jamais besoin d'être divulgué, regardant la discrétion comme un devoir en pareil cas ». Jusqu'à il y a quelques années encore, ce serment figurait en tête des thèses soutenues devant la Faculté de médecine de Montpellier.

Dans les statuts de l'ancienne Faculté de médecine de Paris, en 1600, et lors de leur révision en 1761, nous trouvons ce même précepte exprimé d'une façon plus précise et plus complète : *Agrorum arcana, visa, audita, intellecta, eliminet nemo.*

Dans l'ancienne jurisprudence française, l'obligation du secret n'était pas imposée au médecin, et cependant la nécessité en était acceptée et les tribunaux la sanctionnaient. Ils admettaient que le médecin ne devait pas déposer contre son client, ne devait pas révéler les faits relatifs à l'exercice de son art. Nous en avons la preuve dans notre région même ; on trouve à ce sujet une sentence du bailliage criminel d'Évreux, du 14 août 1747, confirmée par arrêt du Parlement de Rouen du 8 novembre suivant, interdisant pour six années et condamnant à dix livres d'amende un chirurgien d'Évreux qui, dans une demande d'honoraires signifiée par huissier, avait mentionné l'affection scorbutique dont il avait soigné un chanoine.

La législature française intervient en 1810. Obéissant à un double but : sauvegarder le malade contre les indiscrétions du médecin, protéger le médecin contre les demandes du malade et de la justice elle-même, elle inscrit dans la loi ce que les médecins regardaient depuis longtemps déjà comme un devoir. L'article 378 du Code pénal est ainsi conçu : « Les médecins, chirurgiens et autres officiers de santé, ainsi que les pharmaciens, les sages-femmes et toutes autres personnes, dépositaires par état ou profession des secrets qu'on leur confie, qui, hors les cas où la loi les oblige à se porter dénonciateurs, auront révélé ces secrets, seront punis d'un emprisonnement de un à six mois, d'une amende de cent à deux cents francs. » C'est l'obligation du secret avec une sanction pénale à l'appui.

Quel est le principe d'ordre que la loi a voulu établir et

garantir? Elle a voulu consacrer comme une obligation d'ordre public le devoir pour le médecin de garder les secrets qui lui sont confiés dans l'exercice de sa profession. Ce qui le prouve, c'est que la révélation d'un secret par une personne qui n'appartient pas aux professions énumérées par l'article 378 n'est prévue et réprimée ni par cet article, ni par aucune autre disposition. Donc, si la loi punit comme un délit la révélation par le médecin des secrets qui lui ont été confiés, c'est parce qu'il y a en plus dans cette révélation, la violation d'un devoir d'état au maintien duquel la société et l'ordre public sont également intéressés.

Les membres du corps médical tout entier sont compris dans l'énumération de la loi; c'est à eux tous que défense est faite de révéler les secrets qui leur sont confiés. C'est dans des conditions identiques qu'ils pénètrent dans les familles, qu'ils deviennent les confidents de leurs malades ; ils doivent donc être soumis aux mêmes obligations, la même interdiction doit leur être commune. La loi eût été incomplète si elle eût omis de mentionner les pharmaciens. Ils prennent connaissance des ordonnances du médecin, délivrent des médicaments dont ils n'ignorent pas l'indication ; ils doivent donc s'abstenir de tout acte, de toute parole, pouvant révéler les secrets dont ils deviennent dépositaires. Il eût été inutile de fermer la bouche au médecin, si son ordonnance n'eût pas été confidentielle. Les pharmaciens doivent également se montrer très réservés vis-à-vis du malade et ne pas lui faire entrevoir la nature et la gravité d'une maladie que le médecin lui a souvent cachée.

L'article 378 ne serait pas applicable aux étudiants, aux aides du médecin ou du chirurgien, aux gardes-malades. Pour ces diverses personnes, la violation des secrets serait seulement la violation d'un devoir moral. La Cour de cassation a décidé, par un arrêt du 8 décembre 1864, que les dispositions de l'article 378 ne sauraient être étendues à ceux qui, sous la direction d'un médecin, sont appelés accidentellement à soigner un malade ; de même que les peines du dit article ne sauraient les atteindre, de même ils ne pourraient refuser à la justice les révélations qu'elle leur demande dans l'intérêt de la société.

Cette jurisprudence ne me paraît pas rationnelle. La solidarité qui unit entre elles toutes les personnes qui concourent à l'œuvre médicale est telle qu'elle doit les soumettre à la même loi. Pour certaines opérations, pour quelques traitements, le médecin a besoin d'auxiliaires ; il faut qu'il puisse compter sur leur discrétion. Ils entrent près du malade sous notre responsabilité, et ils ne seraient pas soumis aux mêmes devoirs ? Comment, le chirurgien qui opérera sera tenu de garder le silence sur l'opération qu'il aura faite, et son aide, s'il n'a pas de diplôme, n'y serait pas astreint ? Les aides que nous avons avec nous sont destinés à devenir des médecins ; c'est en pratiquant à l'avance les obligations de la profession qui doit être un jour la leur, qu'ils sauront le mieux se rendre dignes de l'exercer. Les soins qu'ils donnent sont professionnels, il ne peut leur être permis, au cours de leurs études, de violer ce secret qu'ils doivent garder si religieusement plus tard. En outre, il ne me semble pas digne d'exiger en justice du collaborateur du médecin, des révélations que l'on ne peut exiger du médecin lui-même.

Le Code pénal allemand est dans le vrai en assimilant aux médecins, aux chirurgiens, sages-femmes et pharmaciens, les aides de ces personnes.

L'article du Code pénal que nous étudions comprend ces mots : dépositaires des secrets qu'on leur confie. Faut-il les prendre à la lettre ? Est-il nécessaire que les confidences faites au médecin lui aient été confiées expressément à titre de secret pour qu'il soit tenu de n'en pas parler? Trébutien, et dans quelques-uns de ses arrêts la Cour de cassation, admettent que le médecin n'est pas tenu au secret sur ce qu'il constate et ne lui a pas été dit, sur ce qu'on ne lui a pas confié. Mais, par fait confié au médecin à raison de sa profession, on doit entendre non-seulement les aveux et les déclarations du malade, mais aussi toutes les constatations qui, même à l'insu du malade, sont la conséquence de l'appel fait au médecin et de son examen, tout ce qui peut être dit devant lui par les personnes qui entourent le malade. A côté du secret formellement confié existe le secret que l'on n'impose pas et qui résulte de la nature du mal; cette seconde forme de secret est aussi inviolable que la première. D'ailleurs, toute confidence du malade est présumée faite sous le sceau du secret; il est rare, en effet, que le malade nous dise, en s'adressant à nous, qu'il compte sur notre discrétion.

Le médecin qui se bornerait à obéir aux prescriptions de la loi, en ce qui touche le secret médical, ne remplirait que bien imparfaitement son devoir. L'obligation morale est ici beaucoup plus claire que l'obligation légale, sujette à restriction. Le code moral réprouve toute espèce d'indiscrétion. L'accès du foyer domestique à toute heure de jour et de nuit, l'initiation à toutes les intimités de la vie, le droit implicite de rechercher dans cette vie ce qui peut être utile au diagnostic et au traitement, constituent une position de confiance dont aucun texte ne peut fixer les limites. (Dechambre.) Aussi, dirai-je avec l'auteur d'un travail remarquable sur les rapports du secret en médecine avec la jurisprudence, le docteur Lavaux : « Les yeux du médecin peuvent voir, ses oreilles peuvent entendre, son esprit peut comprendre des choses dont on ne lui a pas parlé, qu'on a cherché peut-être à lui cacher, il ne lui est pas plus permis de révéler ces choses que les secrets qu'on lui a confiés ».

Nous avons vu que l'article 378 établissait une sanction pénale à l'obligation du secret ; la nécessité de cette sanction est mieux sentie qu'elle ne peut être développée. « Ne doit-on pas, disaient les orateurs du Gouvernement devant le Corps législatif, considérer comme un délit grave des révélations qui souvent ne tendent à rien moins qu'à compromettre la personne dont le secret est trahi, à détruire en elle une confiance plus nuisible qu'utile, à déterminer ceux qui se trouvent dans la même position à mieux aimer être victimes de leur silence que de l'indiscrétion d'autrui ». La loi a donc dû infliger des peines à ceux qui, indiscrètement ou méchamment, divulguent les faits dont leur profession les a rendus dépositaires. Disons, à l'honneur du Corps médical, que sa délicatesse habituelle rend cette disposition presque inutile et que, contrairement à l'opinion de l'orateur du Gouvernement, le nombre des médecins sacrifiant leur devoir à la causticité est des plus rares.

Quelles sont les conditions nécessaires pour qu'il y ait délit de révélation de secret par le médecin ? En dehors de la révélation même du secret professionnel qui lui a été confié, je ne vois qu'une seule condition, c'est qu'il y ait eu de sa part volonté de révéler ; c'est l'intention que la loi punit. Le délit prévu par l'article 378 n'existe pas quand la révélation a été le résultat d'une circonstance fortuite, indépendante de la volonté.

Tout acte qui fait passer le fait confié de l'état de fait secret à celui de fait connu, est donc coupable. La révélation peut résulter de la communication faite à une seule personne, même dans la plus grande intimité. Le médecin en causant avec sa femme, la sage-femme en causant avec son mari, peuvent commettre le délit de révélation et s'exposer aux peines édictées par les lois. Vous serez tentés peut-être de ne voir là qu'une simple indiscrétion ; mais la femme du médecin, le mari de la sage-femme, peuvent répéter ce qu'ils ont appris dans leur intérieur. La discrétion du médecin est nécessaire même au sein du foyer domestique ; les confidences que l'on s'y permettrait d'époux à épouse peuvent en sortir et, revenant jusqu'aux intéressés, devenir un sujet de scandale.

Cette révélation doit-elle être inspirée par l'intention de nuire pour être coupable ? L'article 378 du Code pénal se trouve compris sous la rubrique : calomnies, injures, révélation de secrets. Le législateur s'est surtout inspiré du tort qui peut être causé à la réputation par des propos outrageants ; la révélation serait en quelque sorte assimilée à la calomnie, à l'injure. Par conséquent, la révélation d'un fait professionnel ne tomberait sous l'application de la loi pénale qu'autant qu'il présenterait ce caractère injurieux, qu'autant qu'il serait de nature à porter atteinte à la réputation de celui à qui il est imputé.

Cette interprétation a été longtemps soutenue par la jurisprudence, par la Cour de cassation, contrairement à l'avis du Corps médical. Quelques légistes, cependant, Rauter, Blanche, étaient d'un avis opposé. Pour eux, le délit consistait dans la violation du dépôt de confiance fait au médecin ; l'intention criminelle existait par cela seul que le dépositaire violait volontairement ce dépôt et se mettait ainsi au-dessus des lois. Il n'était pas besoin qu'il veuille nuire à la personne dont la confiance était lésée ; il suffisait qu'il veuille nuire au dépôt qu'il avait reçu.

Cette opinion a été récemment admise par la Cour de Paris, par la Cour de cassation. Vous vous rappelez dans quelles conditions. Quelques mois après avoir subi une opération grave, Bastien Lepage est enlevé prématurément à l'art. Des rumeurs diverses circulent sur la nature de l'affection à laquelle il a succombé, et accusent le médecin qui l'a soigné d'avoir précipité le dénouement par le traitement employé. Ce médecin, le docteur Watelet, était en même temps son ami. Indigné, il écrit au directeur du journal *Le Matin* une lettre dans laquelle il rétablit la vérité des faits, moins pour défendre sa réputation que pour venger la mémoire de son ami. La lettre parut dans le journal auquel elle était destinée. Le docteur Watelet est poursuivi d'office par le Parquet et condamné par le tribunal de la Seine, pour violation du secret professionnel. Il en appelle, la Cour de Paris confirme le jugement du tribunal.

Dans les considérants de l'arrêt de la Cour, nous devons noter les suivants : « Les termes de l'article 378 du Code pénal sont absolus. Ils interdisent à toute personne, dépositaire de secrets par état ou profession, toute révélation quelconque du secret confié. Si l'intention de révéler au public constitue un élément nécessaire du délit, le législateur, dans les termes de sa disposition, n'exige pas une intention spéciale de nuire à la personne dont le secret est divulgué. A défaut d'une exception nettement formulée, il n'y a pas de motif pour admettre qu'il ait voulu exempter de toute répression l'auteur volontaire d'un fait punissable. Il a voulu atteindre aussi bien l'indiscrétion dans un intérêt personnel ou autre que la volonté particulière de porter préjudice à autrui. Dès lors la volonté de l'auteur du fait doit suffire pour entraîner l'existence du délit. »

L'affaire fut déférée à la Cour de cassation, qui a décidé que le délit existe dès que la révélation a été faite avec connaissance, indépendamment de toute intention de nuire.

Le principal intéressé, le malade, ne peut penser autrement. Ce qui lui importe surtout, c'est que le secret de sa maladie ou de celle des siens ne soit pas connu ; à ses yeux l'intention du révélateur est peu de chose, la révélation est tout.

La révélation des secrets professionnels est punie, avons-nous dit, hors les cas où la loi oblige le médecin à se porter dénonciateur. Quels sont ces cas ?

Sous l'empire d'ordonnances remontant à Louis XI, la révélation des complots contre le roi, la sûreté de l'Etat et de la chose publique, était obligatoire sous peine de crime de lèse-majesté. L'article 103 du Code pénal, reproduisant en partie ces ordonnances, imposait à toute personne ayant connaissance de complots contre la sûreté de l'Etat l'obligation de les déclarer dans les vingt-quatre heures. La loi du 28 avril 1832 en a implicitement prononcé l'abrogation, en affranchissant de toute peine la non-révélation. Par une raison qui échappe, ces mots « hors les cas où la loi oblige le médecin à se faire dénonciateur » ont été maintenus dans la rédaction de l'article 378, mais ils sont désormais sans application. D'une part, l'obligation pour le médecin de se porter dénonciateur n'existe aujourd'hui dans aucun texte de loi ; d'autre part, le corps médical a toujours hautement revendiqué son droit au silence, et l'occasion de faire valoir ses revendications s'est présentée plus d'une fois.

Deux ordonnances de police du 8 novembre 1780 et du 4 novembre 1788 ont répété en ces termes un édit de décembre 1666 portant règlement pour la police de Paris : « Enjoignons aux maîtres en chirurgie et à tous ceux qui exercent la chirurgie à Paris d'écrire les noms, qualités et demeure des personnes qui seront blessées soit de nuit, soit de jour, et qui auront été conduites chez elles pour y être pansées, ou qu'ils auront été panser ailleurs, et d'en informer incontinent le commissaire du quartier, sous peine d'une amende de 300 livres, d'interdiction et de punition corporelle. » Les dispositions de ces ordonnances ont été depuis renouvelées en l'an XII, en 1814, en 1832.

Ces ordonnances étaient un règlement spécial pour la police de Paris ; elles n'ont jamais eu force de loi hors de cette ville et de ses faubourgs. Elles ont toujours soulevé, et particulièrement à une époque plus rapprochée de nous, une indignation générale parmi les médecins de la capitale. L'appel de l'autorité ne fut pas entendu : les dénonciations n'arrivèrent pas. On connait la réponse de Dupuytren aux agents de l'autorité : « Je n'ai pas vu d'insurgés dans mes salles d'hôpital, je n'y ai vu que des blessés ». Les ordonnances sont tombées d'elles-mêmes.

La dénonciation, cependant, pourrait se faire en vertu de l'article 30 du Code d'instruction criminelle, qui enjoint à toute personne qui aura été témoin d'un attentat, soit contre la sûreté publique, soit contre la vie ou la propriété d'un individu, d'en donner avis au Procureur de la République du lieu du crime, ou du lieu où le prévenu pourra être trouvé. Comme tout citoyen, le médecin doit obéir à cette loi pour les faits de ce genre qu'il aura pu connaître en dehors de l'exercice professionnel. Mais vouloir que le médecin soit tenu, dans tous les cas, de dénoncer les crimes ou délits qui viendraient à sa connaissance dans l'exercice de sa profession, ce serait empêcher le malade de demander les secours de l'art dans la crainte de les acheter au prix d'une révélation, et il préférerait souvent s'exposer à des dangers beaucoup plus graves que les peines que lui réserve la justice.

Le médecin, en présence d'un crime, ne peut parler si le coupable réclame ses soins et lui demande le secret. Son client est-il, au contraire, victime d'un crime ? il doit parler, sous peine d'être moralement le complice du coupable.

Une seule considération pourrait l'arrêter dans ce dernier cas : celle de jeter, par sa dénonciation, le déshonneur dans la famille de la victime.

Le médecin serait-il tenu encore au secret si la personne qui le lui a confié l'autorisait à parler ? Nous trouvons dans la jurisprudence des réponses contradictoires à cette question. D'après des jurisconsultes éminents, d'après le tribunal de la Seine (arrêt du 28 avril 1870), le consentement donné autorise moralement et légalement la révélation, sans toutefois obliger le médecin à révéler, et si la révélation autorisée a été préjudiciable à la personne qui a donné l'autorisation, elle ne peut que se l'imputer à elle-même. D'après Dalloz, le secret confié à un médecin est un dépôt ; dès l'instant où le déposant le retire, le dépôt ne peut plus être violé.

La vérité ne me paraît pas être de ce côté. Il faut que le malade puisse compter sur la discrétion du médecin ; des révélations trop fréquemment et trop facilement obtenues ébranleraient la confiance du principal intéressé dans le principe du secret professionnel. « La loi, comme dit avec justesse Lacombe, s'est inspirée de raisons plus hautes. Elle a puni la révélation en elle-même et pour elle-même, parce qu'elle a vu dans la révélation une atteinte portée à l'ordre public. Elle a voulu protéger le malade contre sa propre faiblesse et lui donner l'absolue certitude que jamais, quoi qu'il arrive et le voulût-il un jour, rien ne sera trahi de ce qu'il apprend à l'homme de l'art de lui-même et de ses misères. » Ainsi ont jugé les Cours de Grenoble et de Montpellier, en déclarant que l'obligation du secret continue d'exister, dans le cas même où celui que les faits concernent et qui les a confiés en demande la révélation.

Une étude approfondie de la question prouve qu'il n'en peut être autrement. Deux cas peuvent se présenter. Le secret dont le médecin est dépositaire intéresse à la fois plusieurs personnes, une seule l'autorise à parler; dans ce cas, le silence est de toute évidence obligatoire. Une seule personne s'est confiée au médecin et l'autorise à parler ou lui demande de le faire. Mais le plus souvent elle ignore à quoi elle s'expose en nous déliant du secret professionnel; elle nous autorise à des aveux dont la portée lui échappe. Elle ne sait de la vérité que ce que nous avons cru prudent ou nécessaire de lui faire connaître pour qu'elle consente à se soigner, pour qu'elle prenne les précautions indispensables à sa santé, utiles à ses affaires. Le respect de la tranquillité de notre client nous empêche de lui révéler l'existence d'une maladie organique du cœur, à peine appréciable, qui peut le laisser vivre de longues années encore, mais peut aussi le foudroyer en un instant. Dirons-nous à un tuberculeux, aux premières phases de la maladie, la gravité de son mal ? La marche en est lente ; il n'aura qu'une affection curable qu'il doit soigner pour éviter cette tuberculisation dont il est atteint.

Dire toute la vérité, c'est aller au-delà de ce que nous sommes autorisés à avouer ; s'il l'eût connue entière, il est probable que notre client nous eût demandé le silence. Dire ce que nous lui répétons chaque jour, c'est tromper encore, et pour des motifs différents, la personne qui nous interroge. Dans la très grande majorité des cas, notre devoir sera de nous taire.

En admettant que quelquefois le client du médecin puisse le relever du secret professionnel, cette faculté est absolument personnelle et n'est pas transmissible. Le médecin, par exemple, ne peut être contraint de délivrer un certificat constatant la cause de la mort de son client, soit par ses héritiers, soit par la Compagnie d'assurances sur la vie qui a contracté avec le client décédé. Dans une affaire récente, le tribunal civil du Havre a conclu dans ce sens.

Le médecin est-il relevé de l'obligation du secret parce que les faits professionnels qu'il a connus viennent à être divulgués d'une façon plus ou moins complète ? Je ne puis l'admettre. Comme le conseiller Tanon l'a fait ressortir à la Cour de cassation, « quel sera le genre de notoriété qui fournira cette excuse au médecin ? Quelques nouvelles de presse ou de simples bruits dans le public suffiront-ils ? Faudra-t-il que les récits s'accordent ou non pour que la divulgation paraisse suffisante ? Il serait bien difficile de préciser le caractère que devrait avoir la notoriété des faits pour affranchir le révélateur des peines portées dans l'article 378. Cette notoriété, d'ailleurs, ne saurait avoir cet effet. Quelle qu'elle soit, le témoignage du dépositaire du secret viendra toujours y apporter quelque chose ; il transformera en un fait certain, avéré, ce qui n'avait été jusqu'alors qu'un fait peut-être divulgué, mais livré à la controverse.

» La révélation du secret professionnel, outre qu'elle constitue un manquement à un devoir étroit, ne sera jamais indifférente même dans le cas où le fait aurait été l'objet, non pas seulement de bruits, de commentaires dans le public ou la presse, mais même d'une divulgation en quelque sorte officielle. Est-ce qu'après des débats en séparation de corps, qui auraient révélé une maladie spécifique chez l'un des époux, le médecin serait autorisé à confirmer ce fait dans le public par le poids d'un témoignage qu'on n'aurait pas reçu en justice ? La notoriété du fait, quelle qu'elle soit, ne peut relever du secret professionnel ».

Le médecin est-il tenu de garder le silence sur les faits qui viennent à sa connaissance en dehors de l'exercice de sa profession ? J'adopterais volontiers l'opinion d'Hippocrate :

« Quoi que je voie ou entende dans la société, même hors de l'exercice de la médecine, je tairai ce qui n'a jamais besoin d'être divulgué ». Notre expérience nous permet d'affirmer l'existence de quelques maladies à la vue seule de la personne malade, et nous pourrions communiquer notre diagnostic en nous basant sur ce qu'aucune confidence ne nous a été faite ! Nous apprenons de tiers certains faits concernant nos clients parce que nous sommes médecins et que l'on compte sur notre discrétion, et nous pourrions divulguer ces faits ! Il y a là pour le médecin une situation très délicate. Quelle prudence ne doit-il pas garder quand il parle de choses concernant sa profession ! Il doit être guidé dans sa conduite par une notion du devoir plus élevée que celle qui résulterait de l'observation stricte de la loi.

L'examen que nous venons de faire de l'article 378 du Code pénal qui régit le secret professionnel nous permettra de sortir facilement des difficultés que peut soulever l'intérêt particulier, lorsqu'il se trouve en opposition avec l'intérêt général.

Le médecin est dans certains cas tenu de faire la déclaration de naissance des enfants. Jusqu'à quel point son obéissance à la loi peut-elle se concilier avec le secret médical ? Ne pas déclarer l'enfant l'exposerait à une peine de six jours de prison ; d'un autre côté, la révélation d'un secret qui lui a été confié dans l'exercice de sa profession, du nom de la mère dans un accouchement que l'on veut cacher, l'exposerait à un emprisonnement d'un mois. En admettant qu'il faille goûter de la prison, il y aurait avantage pour lui à ne pas faire de déclaration. Heureusement la Cour de cassation a permis au médecin de sortir de l'impasse où le mettaient les arrêts contradictoires de plusieurs Cours d'appel. Elle a décidé que l'obligation de déclarer la naissance est remplie par la déclaration du fait matériel de cette naissance sans autre indication : « tel jour est né dans telle commune un enfant de tel sexe ».

Les enfants non-viables et morts-nés doivent être déclarés, quel que soit leur âge; le médecin pourra faire pour eux la déclaration nécessaire avec les mêmes réserves que pour les enfants vivants.

Une demande de renseignement pour un mariage projeté est une autre cause fréquente de difficulté dans la pratique médicale. Beaucoup de médecins ont étudié cette question; le secret à garder impose, en effet, de graves responsabilités : de la décision à prendre peut dépendre la vie, le bonheur de plusieurs personnes. Tous ne l'ont pas résolue de la même façon. Les uns sont d'avis de parler; en se taisant ils se font, disent-ils, les complices d'une personne coupable et ne veulent pas de cette complicité; sans indiquer les motifs de leur détermination, ils répondent à la personne qui leur demande des renseignements : ne consentez pas à cette union. Ils oublient cette pensée d'Hémar : « L'exigence du devoir ne fléchit pas devant l'infamie d'autrui ». D'autres parlent quand les renseignements sont favorables, et se taisent quand ils ne le sont pas ; c'est, à mon avis, la plus mauvaise des solutions ; au bout de peu de temps, on sait ce que signifie le silence; il permet toutes les suppositions. D'autres enfin se taisent dans tous les cas; seuls ils obéissent à la loi.

Plusieurs circonstances peuvent se présenter qui comportent une solution différente. Que le médecin soit consulté sur la santé d'une personne qu'il connait seulement par relation, ou par un client dont la santé contre indique pour quelque temps ou pour toujours le mariage, dans les deux cas, il est libre de parler ; rien ne l'empêche de donner le conseil que lui dicte son expérience. Dans un troisième cas et le plus fréquent de tous, on demande au médecin des renseignements sur son propre client. Ici le devoir est formel, le médecin doit garder le silence.

On a voulu faire une exception pour une certaine catégorie de maladies transmissibles ; mais elles sont guérissables et, dans tous les cas, moins graves que beaucoup d'autres pour lesquelles une indiscrétion serait plus utile. Entrons-nous dans cette voie ? Nous arrivons fatalement à faire le médecin juge des maladies qui permettent ou non le mariage ; nous arrivons à la formation d'un jury médical, ou plutôt conjugal, sans l'avis duquel aucune publication de mariage ne pourrait avoir lieu. Le médecin de Monsieur de Pourceaugnac ne disait-il pas à Oronte : « Je vous défends, de la part de la médecine, de procéder au mariage que vous avez conclu, que je ne l'aie dûment préparé pour cela et mis en état de procréer des enfants bien conditionnés de corps et d'esprit. »

Deux intérêts sont en présence, en contradiction l'un avec l'autre ; lequel doit l'emporter ? C'est en opposant l'intérêt particulier au droit et au devoir, que l'on arrive en toutes choses à la dissolution des principes sociaux. C'est dans l'intérêt de la société que la loi impose le secret aux médecins, quand cet intérêt nuirait à d'autres non moins considérables, qui nous a constitués juges du différend ? Nous n'avons pas le droit de choisir, ne le prenons pas. (Dechambre.) Si le médecin n'est pas arrêté par le sentiment du devoir, qu'il songe aux dangers que peut lui faire courir une indiscrétion, à l'acte de vengeance dont fut victime le docteur Delpech pour avoir donné un avis défavorable à l'union que projetait Demptos.

Par la même raison, le médecin doit se refuser à donner aux Compagnies d'assurances sur la vie les renseignements qui lui sont demandés sur la santé de son client. Ces

Compagnies doivent faire examiner par un médecin qu'elles choisissent les chances de vie des personnes qui contractent avec elles.

Le rôle du médecin de la Compagnie est tout autre que celui du médecin ordinaire. Le postulant, en s'adressant à lui, en répondant aux questions qui lui sont posées, calcule la portée de ses aveux. Il sait que le médecin de l'assureur doit rechercher s'il n'y a pas d'objection sérieuse à sa proposition, s'il n'a pas quelque lésion qui puisse modifier les risques de la Compagnie. Ce médecin joue le rôle d'expert ; il n'est pas exposé à mêler à l'examen d'un instant ce qu'il a pu recevoir ou surprendre de secrets en vivant dans l'intimité d'une famille. Rien dans son rôle ne relève du secret médical ; il doit à la Compagnie pour laquelle il opère, tous les renseignements reçus ou découverts.

Il est maintes fois arrivé que les malades ont eu connaissance des certificats qui avaient été délivrés à leur sujet, que ces pièces ont été employées en justice ou livrées à la publicité. Ces faits sont regrettables. Il peut être dangereux que les renseignements envoyés soient divulgués ; ce danger ne peut être évité que par la constitution, au siège de la Société, d'un conseil médical, chargé de recevoir du médecin expert les rapports que celui-ci juge devoir être confidentiels. Cette combinaison acceptable, si le caractère confidentiel de la communication est toujours respecté, a été adopté par quelques Compagnies.

Le médecin traitant doit également se refuser à délivrer un certificat indiquant la nature de la maladie à laquelle a succombé un de ses clients et les circonstances dans lesquelles il est mort. Si la Compagnie d'assurances a intérêt à connaître la nature de cette dernière maladie, qu'elle s'adresse à son médecin expert, à l'entourage du malade; seul le médecin de ce dernier ne peut parler sans manquer au devoir professionnel.

La question des rapports du médecin avec le magistrat, du secret professionnel avec la déposition en justice, est non moins délicate.

En vertu de l'article 80 du Code d'instruction criminelle, toute personne citée pour être entendue en témoignage sera tenue de comparaître et de satisfaire à la citation. Comparaître, aucun texte de loi n'en exempte le médecin ; c'est d'ailleurs en comparaissant qu'il pourra faire connaître au magistrat les motifs sur lesquels il se fonde pour se dispenser de déposer. Satisfaire à la citation, on ne le fait qu'en disant toute la vérité. Là commencent les difficultés. Plusieurs jurisconsultes ont prétendu que la révélation était toujours obligatoire ; mais la loi a fait, dans quelques cas, un délit de la révélation ; elle ne peut, dans des conditions identiques, en faire un devoir. Si la société a intérêt à être éclairée, un intérêt non moins sacré l'engage à ne pas détruire la sûreté des rapports du malade avec son médecin. La punition d'un criminel ne saurait compenser un pareil sacrifice.

La Cour de cassation s'est rangée à cette opinion en décidant que « toute personne appelée en témoignage est tenue de déclarer tous les faits à sa connaissance, sous la seule restriction qu'imposent, dans un intérêt d'ordre public, à certains témoins, la loi et les devoirs de leur profession. Il n'y a d'autre restriction que celle qu'ils jugeraient leur être imposée par les devoirs de cette profession à l'occasion des faits qui leur auraient été confiés sous le sceau du secret, ou qui seraient de nature à exiger le secret ». Il est regrettable que la Cour de cassation ne se soit pas montrée aussi libérale pour le médecin que pour l'avocat. Elle dispense en effet l'avocat de déposer, non-seulement sur les faits qu'il déclare lui avoir été révélés confidentiellement, mais aussi sur tous ceux qu'il apprend dans l'exercice de sa profession.

Il est permis au médecin de se récuser soit avant, soit après la prestation du serment. En quels termes pourra-t-il le faire? Le ministère public ne lui reconnaît pas le droit de se refuser à déposer en justice, en se bornant simplement à alléguer que c'est dans l'exercice de la médecine que le fait est venu à sa connaissance. D'un autre côté, il n'est pas nécessaire que le médecin déclare qu'il s'agit de faits qui lui ont été confiés sous le sceau du secret ; une pareille déclaration équivaudrait presque à la divulgation : Je sais tout, mais l'accusé m'a fait promettre le silence. La réponse suivante me paraît convenir à tous les cas : « Je considère comme confidentiels, disait aux magistrats le docteur Cazeaux, les rapports qui ont amené à ma connaissance les faits sur lesquels vous m'interrogez ; je ne puis donc répondre à votre question. »

Une des conséquences les plus graves du secret obligatoire, serait d'entretenir une erreur judiciaire. Ce cas s'est présenté plus d'une fois. Le docteur Fournier, dans un discours à l'Académie de médecine, formule un précepte général : subordonner entièrement, en cette circonstance, le secret professionnel à l'intérêt de la justice. « Entre le secret médical dont je pourrais faire bénéficier un scélérat et la protection que je dois à un honnête homme, mon choix est tout fait. Dénoncer le coupable en vue de sauvegarder l'innocent, me paraît un devoir social auquel je n'ai pas le droit, quoique médecin, de me dérober. »

Cette thèse est la négation même du secret professionnel. L'article 378 est formel ; aucun texte ne vient en diminuer la rigueur. Qu'en resterait-il si nous pouvions, suivant les cas, lui faire subir un examen devant notre conscience, si nous pouvions, au gré des événements, disposer librement des secrets qui nous ont été confiés ?

Est-ce à dire, pour cela, que le médecin aura les mains liées et ne pourra rien faire pour l'innocent? Qu'il s'adresse au coupable et cherche à réveiller ses bons sentiments, qu'il menace de cesser ses soins médicaux et de ne pas se prêter à une erreur judiciaire. Si ses démarches restent infructueuses et l'innocent toujours en danger d'être condamné, qui oserait regarder comme une dénonciation indirecte la seule démarche qu'il resterait au médecin de faire? Se présenter devant les juges et leur dire : « Arrêtez ! vous allez condamner un innocent, je connais le coupable. »

Le médecin peut-il, sous l'empire de la législation actuelle, être obligé à déclarer les maladies contagieuses et permettre, par cette déclaration, l'exécution des mesures propres à en arrêter le développement ? Je n'hésite pas à faire une réponse négative. L'article 378 du Code pénal n'admet aucune réserve, et si le malade demande à son médecin le secret sur la maladie dont il est atteint, quelle qu'elle soit, le médecin ne peut que se conformer à ce désir. Une loi est nécessaire pour obtenir l'intervention du corps médical, et nécessaire à bref délai pour permettre en France la mise en pratique des mesures prises à l'étranger contre les maladies contagieuses.

On applique aux animaux atteints d'affections épizootiques des lois extrêmement sévères ; vis-à-vis de l'homme malade on est à peu près impuissant. Fait étrange et peu croyable : on a le droit d'arrêter sur la voie publique un homme dangereux pour ses semblables par les armes qu'il porte, par le tumulte qu'il occasionne, et l'on ne peut empêcher un malade atteint de variole, de diphtérie, de se promener dans les rues et de répandre autour de lui sa maladie et la mort.

Une loi existe déjà, celle du 3 mars 1822, limitée aux départements de la frontière et à quelques maladies exotiques : le choléra, la peste, la fièvre jaune. Elle prescrit des mesures très rigoureuses pour arrêter le développement de ces maladies, et plusieurs fois déjà elle a permis de les éteindre sur place. Mais elle n'est pas applicable aux maladies infectieuses nées sur notre sol et sévissant d'une façon non moins grave sur la population.

La loi nouvelle devra comprendre la liste nominative des maladies dont la déclaration est nécessaire, car elle ne pourrait s'étendre à toutes les maladies contagieuses sous peine d'être inapplicable. Cette liste serait facile à établir, comme le prouve le rapport adressé au Ministre du Commerce et de l'Industrie par le Comité consultatif d'hygiène. « Dans l'exercice de sa profession, dit ce rapport, le médecin connait trois ordres de faits : les uns confiés sous le sceau du secret, les autres, secrets par nature ; il est astreint au silence dans les deux cas ; enfin un troisième groupe de faits, dont les familles parlent entre elles, qu'elles divulguent elles-mêmes et dont elles n'ont jamais reproché au médecin de s'être fait l'écho. La plupart des maladies contagieuses rentrent dans cette troisième catégorie, et l'on peut les dévoiler sans manquer aux règles de la discrétion la plus absolue. »

La liste proposée par le professeur Brouardel soulève cependant de nombreuses objections ; à côté des fièvres éruptives, de la fièvre typhoïde, du typhus exanthématique, de la suette, du choléra infantile, de la dysenterie, de la coqueluche, de la diphtérie, nous trouvons les maladies septicémiques, les maladies infectieuses puerpérales. Le mot septicémique ne s'applique pas à une affection déterminée, il est difficile de lui donner un sens précis ; avec les idées scientifiques actuelles, il pourrait englober toute la pathologie. La même objection peut être faite pour les maladies puerpérales, puisque toutes, légères ou graves, sont regardées comme étant de nature infectieuse. Un cas isolé se produit par le fait de circonstances le plus souvent connues; les mesures d'hygiène à prendre par le médecin permettent d'en limiter l'extension, et vous le forceriez à en faire la déclaration! Avec les idées ayant cours dans l'opinion publique, toute femme accouchée doit guérir; si elle est malade, si elle succombe, la faute en est au médecin. Il faut, dans la nomenclature à dresser des maladies contagieuses, tenir compte et des données scientifiques et des préjugés régnants. Enfin, la loi nous autorise à ne pas trahir le secret de la mère dans les accouchements mystérieux, à taire son nom dans les déclarations de naissance, et nous irions révéler les complications de son accouchement! Ces questions appartiennent au domaine de la médecine et ne doivent pas en sortir.

Je m'arrête dans cette étude sur le secret médical, pour ne pas abuser plus longtemps de votre bienveillante attention. Je me suis attaché à n'accepter d'autre autorité que la loi, à prouver l'utilité de la règle qu'elle a imposée et la nécessité de n'y apporter de soi-même aucune exception. Si la loi est reconnue incomplète ou défectueuse dans quelques-unes de ses conséquences, c'est à une loi nouvelle d'en corriger les défauts; il ne peut y être pourvu par une autre jurisprudence, celle de la conscience et de la raison, soumise à des appréciations individuelles et par conséquent pleine de décisions contradictoires.

La loi, cependant, ne trace pas le cercle complet des obligations médicales; elle n'atteint que les violations graves. C'est en réfléchissant sur la pensée morale qui a inspiré le législateur qu'on reste convaincu que l'obligation du secret, pour remplir complètement son but, doit être absolue, à ce prix seul la confiance des familles est assurée, et « qu'en l'imposant aux médecins, la loi n'a eu en vue que d'honorer leur profession et d'en donner à l'opinion et à eux-mêmes une idée plus haute ».

Rouen. — Imp. J. Lecerf.

www.ingramcontent.com/pod-product-compliance
Lightning Source LLC
LaVergne TN
LVHW050508160826
845677LV00003B/1005